Bibliothèque historique de la « France Médicale »

Noé LEGRAND

La Mort et le Médecin

Dialogue

du poème burlesque de Maître Jacques-Jacques

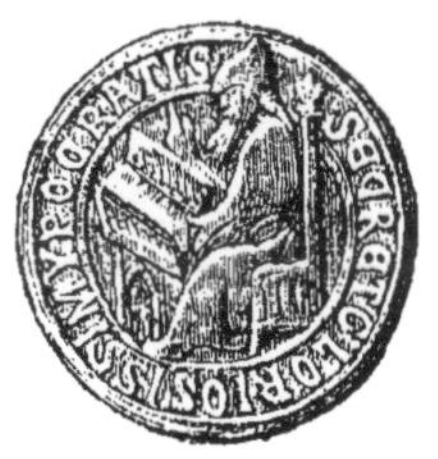

PARIS
HONORÉ CHAMPION
5, QUAI MALAQUAIS, 5

1912

Bibliothèque historique de la « France Médicale »

Noé LEGRAND

La Mort et le Médecin

Dialogue

du poème burlesque de Maître Jacques-Jacques

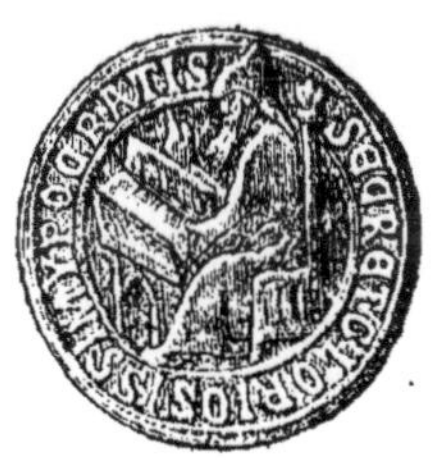

PARIS
HONORÉ CHAMPION
5, QUAI MALAQUAIS, 5

1912

La Mort et le Médecin.

Dialogue du poème burlesque de Maître Jacques-Jacques.

Si le Médecin est en principe le ministre de la Santé et de la Vie, par la force même des choses, c'est aussi l'homme de la Mort. Lui-même, flambeau lumineux, il est comme suivi de l'ombre de cette dernière : l'arrivée du médecin dans un foyer est tout espoir et joie ; n'est-elle pas, au même degré, signe de tristesse et de deuil ?

C'est tous les jours qu'au chevet du malade s'établit le dialogue connu entre la mort et la médecin : suit une lutte implacable, au cours de laquelle l'homme de l'art arrive souvent, sans doute, à arracher des griffes de son éternelle ennemie une proie convoitée dès la naissance... Mais quoi, le médecin lui-même peut-il échapper à la loi fatale ? N'encourt-il pas, comme son malade, les mêmes rigueurs ? N'est-il pas voué, en quelque sorte, à la vengeance de cette mort qu'il a si longtemps combattue ?

S'il nous était donné de voir celle-ci apparaître... sinon en chair, du moins en os, on devine ce que pourrait être son langage. Il ne faut donc pas s'étonner que différents auteurs aient imaginé la situation et nous l'aient souvent traduite en prose ou en vers.

C'est vraisemblablement pour notre agrément, autant que pour notre enseignement, qu'un humble poète du XVIIe siècle, Jacques-Jacques, a, dans une pièce de vers burlesques, réalisé cette apparition. A vrai dire, son poème n'est pas exclusivement réservé au médecin et l'on voit défiler, dans les étroites colonnes de son récit, les personnages les plus variés de la société : « *Le faut-mourir et les excuses inutiles que l'on apporte à cette nécessité* (1) » est en somme inspiré des fameuses *danses macabres* si répandues au moyen âge et dans lesquelles ne trouvaient grâce ni le Pape ni l'Empereur (2).

La forme de ce poème est simple : « N'attens pas, dit Jacques-Jacques au lecteur, de la délicatesse dans mes vers, ny de pointes d'esprit, ny de pensées relevées. Tu n'y trouveras que la simple rime et la naïveté telle que demande la façon de vers burlesques ; et à te dire la vérité quand je voudrais faire autrement, je ne saurais... Je te débite ma pensée telle que je l'ay dans le cœur, sans fard, sans affectation, ny dissimulation, puisque je ne suis double que de nom. »

C'est avec cette naïveté qu'on entend s'expliquer devant la Mort trois personnages inséparables, auxiliaires de la Médecine : *le Médecin*, *le Chirurgien* et *l'Apothicaire*, en trois dialogues séparés.

Fort différente est la valeur de ces pièces. Le dialogue du Chirurgien, par exemple, n'a pas le sel qu'on devrait

(1) LE FAUT-MOURIR *et les excuses inutiles que l'on apporte à cette nécessité par* M. JACQUES-JACQUES, *Chanoine créé de l'Eglise métropolitaine d'Ambrun*, 1657. Réimprimé, *à Rouen, chez la veuve de Louis Coste, rue Escuyère, aux trois croix couronnées*. 1780.

(2) Nous préparons d'ailleurs sur le sujet une étude spéciale et nous proposons notamment de publier un monument de ce genre d'après un recueil inédit, reproduction manuscrite, faite avant 1870, d'un incunable unique brûlé dans l'incendie de la Bibliothèque de Strasbourg.

lui trouver. Le discours, qui tire en longueur, n'a qu'un rapport éloigné avec les circonstances caractérisant d'ordinaire la vie d'un maître chirurgien ; la chirurgie n'y apparaît pour ainsi dire pas. Si prolixes que soient les excuses et les résistances de l'homme à la lancette, la Mort — est-il besoin de le dire — a bien raison de lui... et le lecteur s'en félicite.

Le dialogue de l'Apothicaire, au contraire, est du plus haut intérêt, rempli de termes, de saillies, de réparties piquantes et spirituelles, le tout puisé à la source même du sujet. Aussi ce poème a-t-il été reproduit *in extenso* dans l'ouvrage de A. Phillippe : *Histoire des Apothicaires* (Paris, 1853, pp. 337-344) (1).

Quant au dialogue du Médecin et de la Mort, qui est également plein d'intérêt, il n'a, à notre connaissance, jamais été reproduit. Nous sommes heureux de le présenter aux lecteurs de *la France médicale*, friands de ces sortes de poèmes.

Si le chanoine auteur peut à bon droit nous montrer la Mort reprochant amèrement au Médecin la haine que ce dernier lui a vouée sa vie durant, ce n'est pas cependant sans malignité à l'égard de son héros que sa plume va conduire le débat. Son ironie, pour naïve qu'elle paraisse, n'en est pas moins mordante. Disons le mot : c'est une violente critique non seulement du ministre d'Esculape, mais du médecin du temps en particulier. Les travers du *morticole* de l'époque, son ignorance, sa vanité, les dangers — puisque bienfaits il n'y a pas ! — que présente son ministère sont mis en relief avec autant de force que de finesse. La

(1) M. le Dr Dorveaux, Bibliothécaire en Chef de l'Ecole de Pharmacie de Paris, dont l'érudition bien connue est aussi riche qu'elle est aimable, nous a signalé une autre reproduction de ce poème dans le *Bulletin de la Société syndicale des Pharmaciens de la Côte-d'Or*, n° 21, Dijon, 1902, page 106.

Mort se plaint-elle que le Médecin l'ait combattue ? — Détrompez-vous, lui répond l'autre :

Vous n'avez pas beaucoup perdu
Et que, le tout bien entendu,
Vous me demeurez redevable.

On voit d'ici la bouffonnerie et comment notre médecin va s'empresser de prouver qu'il a su envoyer *ad patres* la plupart de ses clients. *Certes, cela l'affligea fort*, non pour ses malades, comme on pourrait croire, mais pour lui,

Car on disoit par raillerie
Que je guérissois de tout mal
Les malades de l'hospital...

Qu'on se rappelle l'enseignement scolastique, superficiel, conventionnel des Ecoles de Médecine, l'absence ou la rareté de cliniques, et l'on pensera peut-être que la charge n'était pas excessive : le bonhomme avoue qu'il pensait

Qu'avec son babil et devis
Il guériroit les maladies.

Il ne cessait d'errer dans ses diagnostics :

– Car un mal pour l'autre...
En mille rencontres j'ay pris,
Je prenois Corbeil pour Paris.

Dans les cas obscurs, que faire, qu'ordonner ?

Je faisois sortir de mon sac
Ce qui venoit à l'aventure.

Et l'on devine l'issue. L'examen des urines n'était rien moins que sûr : pour une région calmée, c'en est deux qui s'enflamment. Aussi le pauvre médecin lève les bras au ciel :

Hélas ! combien de grands ressorts
Que de secretz, bonté divine,
Qui sont cachez en médecine,
Et qui, devant qu'être conçus,
Font les cimetières bossus.

Certes, cette satire n'est pas sans mérite. Faire naître dans l'esprit du thérapeute de ces temps l'idée de son insuffisance n'était pas, avouons-le, une mince audace. On est même surpris d'une chose : lorsqu'on songe à ce qu'était alors la Faculté, institution puissante et comme fortifiée dans sa forteresse; quand on se rappelle la jalousie qu'elle mettait à la conservation de ses privilèges, puis avec quelle rigueur elle poursuivait ses détracteurs, on s'étonne un peu qu'un simple chanoine ait eu le courage d'en dire tant et si à propos. Sans doute, l'auteur, dans son Avertissement, a soin de prévenir le *lecteur docile* qu'il enduira de poésie, pour la lui faire accepter, cette évocation de la mort : à la vérité, précaution qui sert à lui faire *avaler* de cinglants reproches. « L'habile médecin, dit-il, voyant que son malade a de l'aversion pour la pilule qu'il luy a ordonnée à cause de l'amertume qui s'y rencontre, a de coustume de l'envelopper de feuilles d'or ou de la couvrir de quelque douce poudre ; et par ce moyen cachant cette amertume, la fait avaller avec moins de difficulté au malade qui en reçoit les effets tels qu'il désire pour sa santé. J'ay fait de même à ton endroit (1). »

---

(1) Nous ignorons si Jacques-Jacques se souvenait de Lucrèce. Toujours est-il qu'on trouve exactement dans le poète latin le même discours en tête du IVe livre de la NATURE DES CHOSES :

Nam veluti pueris absinthia tetra medentes
Cum dare conantur, prius oras pocula circum
Contingunt mellis dulci flavoque liquore
Ut puerorum aetas improvida ludificetur
Labrorum tenus : interea perpotet amarum

Ce petit poème est donc moins à nos yeux un moyen d'aider à bien mourir le médecin qui, de tous temps, a su montrer, en face de la mort, son courage, voire son héroïsme, qu'un signe curieux de l'état sensiblement arriéré de la science à cette époque et — chose à noter — de la conscience qu'en avait une partie du public.

Avant d'entrer en matière, la Mort se présente au lecteur. Elle fait le récit sommaire de ses hauts faits et c'est un exposé fort plaisant des circonstances où elle apparaît. Pour bien commencer, on la voit frapper un fœtus dans le sein de sa mère!... Nous donnerons donc ici ce récit préliminaire en raison de son caractère amusant et vif, pour reproduire ensuite *in extenso* le dialogue de la Mort et du Médecin.

N. L.

LA MORT

En un mot, je fais voir à tous
Que ce qui naist dans la nature
Doit prendre de moy tablature,
Et quelquefois on n'attend pas
De naistre qu'on est au trépas.
Souventefois on voit que j'entre
Dans les entrailles, dans le ventre
D'une femme pour, là dedans,
En pièces mettre à belles dents
Son fruict et luy faire connoistre
Qu'il doit mourir avant que naistre.
Enfin je frappe de mon dard
Tout le monde sans nul égard :

Absinthi laticem, deceptaque non capiatur,
Sed potuis tali facto recreata valescat :
Sic ego nunc, quoniam haec ratio plerumque videtur
Tristior esse quibus non est tractata, retroque
Vulgus abhorret ab hoc ; volui tibi, suavi loquenti,
Carmine Pierio rationem exponere nostram
Et quasi museo dulci contingere melle.

Le plus pauvre avec le plus riche,
Le libéral avec le chiche
Egalement je vay rengeant
Le Conseiller et le Sergent,
Et la Dame et la Vilageoise,
L'Artisane avec la Bourgeoise,
Le Gentilhomme et le Berger,
Le Bourgeois et le Boulanger,
Et la Maistresse et la Servante,
Et la Nièce comme la Tante,
Le Jeune comme le Vieillard,
Le Chaste comme le Paillard,
Le Valet ainsi que le Maistre,
Le Fidelle comme le Traistre,
Le Docte comme l'Ignorant,
Le Père comme son Enfant,
Monsieur l'Abbé, Monsieur son Moyne,
Le petit Clerc et le chanoine !
Sans choix je mets dans mon butin
Maistre Claude, Maistre Martin,
Dame Luce, dame Perrette,
Dame Jeanne, dame Colette,
Maistre Laurens, maistre Jeannin,
Maistre Jacques, maistre Gonin.
J'en prens un dans le temps qu'il pleure ;
A quelqu'autre, au contraire, à l'heure,
Quant démesurement il rit,
Je donne le coup qui le suit.
J'en prens un pendant qu'il se lève,
En se couchant l'autre j'enlève,
Je prens le malade et le sain,
L'un aujourd'huy, l'autre demain,
L'un au tripot, l'autre à la chasse,
L'un en rue et l'autre à la place ;
J'en surprens un dedans le lit,
L'autre à l'estude, quand il lit ;
J'attaque l'un quand il sommeille,
L'autre pendant le temps qu'il veille ;
J'en surprens un le ventre plein,

Je mine l'autre par la faim ;
J'attrappe l'un pendant qu'il prie,
Et l'autre pendant qu'il renie ;
J'en saisis un au cabaret,
Entre le blanc et le clairet,
L'autre qui dans son Oratoire,
A son Dieu rend honneur et gloire ;
J'en surprens un pendant l'esté,
L'autre en automne est emporté ;
J'en surprens un lorsqu'il se pasme,
Le jour qu'il épouse sa femme,
L'autre le jour que, plein de deuil,
La sienne il voit dans le cercueil,
J'en surprens un dedans l'enfance,
Et l'autre dans l'adolescence,
Un dedans la virilité,
Et l'autre tout décrépité ;
J'en surprens un à la mamelle,
Et l'autre si vieil qu'il chancelle ;
Un dans la ville, l'autre aux champs,
Un au dehors, l'autre au dedans ;
J'en surprens un à la montagne,
Et l'autre en la pleine campagne ;
En grâce l'un, l'autre en péché,
A la foire un, l'autre au marché ;
J'en prends un qui le chaud endure,
Et l'autre dedans la froidure ;
Un à pied et l'autre à cheval ;
Dans le jeu l'un et l'autre au bal ;
Un dans la paix, l'autre à la guerre,
Un sur la mer, l'autre sur terre,
Un arrousant ses choux cabus,
L'autre fauchant ses prés herbus ;
L'un en esté lorsqu'il moissonne,
L'autre vendangeant dans l'Automne,
L'un au printemps, cueillant du verd,
L'autre en hyver et mal couvert ;
L'un faisant des rodomontades,
L'autre évaporant ses boutades ;

L'un criant Almanacs nouveaux,
L'autre qui sème ses naveaux ;
Un languissant, l'autre robuste ;
Un qui frise et qui s'ajuste,
L'autre qui compte ses écus ;
L'un qui fait la feste à Bacchus,
L'autre qui jeune le caresme ;
L'un rubicon et l'autre blême.
J'en prends un dans le consulat,
L'autre en l'office de prélat,
J'en surprends un dedans l'étappe,
L'autre dans les villes j'attrappe ;
Un qui mange et l'autre qui boit,
Un qui paye et l'autre qui doit,
Un qui demande son aumone,
L'autre dans le temps qu'il la donne ;
Je prends le bon maistre Clément,
Au temps qu'il rend son lavement,
Et prends la dame Catherine
Le jour qu'elle prend médecine.
Enfin on ne peut pas douter
Que je ne fasse redouter
Partout ma force et ma puissance,
Puisque je fais ce que j'avance :
Mais ce que j'ay dit en commun
Je le feray à un chacun.

La Mort et le Médecin.

LA MORT

Monsieur, je vous vois hors d'haleine,
Vous prenez une grande peine,
Vous estes dans l'empressement,
Vous songez, vous rêvez comment

On pourra faire que la vie
A ce coup ne soit pas ravie
Au malade que vous traitez.
Mais certes vous vous mécontez ;
Plus grande est votre maladie.
Afin donc que je vous la die,
C'est que, sans beaucoup discourir,
Vous devez songer à mourir ;
Médecin, guéris-toy, toy mesme.
Comment, Monsieur, vous estes blesme,
Cette nouvelle vous surprend ?

LE MÉDECIN

Il est vray ; mais elle m'apprend
Qu'avec toute la Médecine,
Contre la puissance divine
Me défendre je ne puis pas ;
Elle m'ordonnant le trépas,
C'est en vain de luy contredire.
Toutesfois je voudrois vous dire :
Puis-je pas avoir un délay ?

LA MORT

Non plus qu'un cheval de relay :
Vous aller changer de demeure,
Et quand ? — Ce sera tout à l'heure ;
De délay vous n'en aurez point ;
Le moulle de vostre pourpoint
Sera bien tost dedans la terre.
Vous me faites ouverte guerre,
Je n'ai pire ennemi que vous.
Vos récipés me butent tous
Qu'à m'empescher de pouvoir prendre
Ce que nature me veut rendre.

Toutes vos occupations,
Vos estudes, vos actions
N'ont d'autres fins qu'à me destruire.
Vous songez tousjours à me nuire ;
Et vous me demandez quartier :
Vous boirez ce calice entier.
Consultez bien vostre Hypocrate,
Et Gallien si, de ma patte,
Ils vous pourront faire échapper.
Voyez cet esprit et sans pair,
Ce grand Fernel, ce grand génie,
S'il vous pourra sauver la vie.
Consultez en particulier
Ce fameux guérisseur Olier,
Mathéole ou Dioscoride.
S'ils me pourront tenir en bride ;
Paracelse, ou bien Rabelais,
S'ils pourront rompre mes filets ;
Wechier, ce médecin de Basle,
Qui porte toujours dans sa malle
De bons secrets contre tout mal,
Agrippa, Razis, Varandal,
S'ils vous pourront tirer de peine ;
Allez-voir Fallope, Avicenne,
Rondelet, Cardan, Scaliger,
Pour voir s'ils me pourront ronger
Et, par leur science profonde,
Vous retenir dedans ce monde.
Ceux-là, peut-être, sont trop vieux :
Les nouveaux vous guériront mieux ,
Sondez-les, je vous le conseille :
On en voit d'experts à merveille.
Vous avez Zécutus Sennert,
Rivière, Ranchin et Lambert,
Du Laurens et La Framboisière ;
Mérindol, en cette matière,

Passe pour homme très scavant;
Voyez aussi, chemin faisant,
Crolius et les spagiriques,
Par leurs beaux remèdes chimiques,
Peut-être qu'ils vous guériront.

LE MÉDECIN

Non, jamais ils ne le feront,
Encor qu'ils soient hommes habiles ;
Leurs sciences sont infertiles,
Je n'en puis tirer aucun fruit.
Si vous voulez, ah ! je suis cuit !
Je scay que leur science est vaine
Et que tous y perdront leur peine,
Se voulans raidir contre vous,
Ils pourront bien parer aux coups,
Et pour quelque temps me défendre ;
Mais, enfin, il faudra me rendre :
C'est se ranger au rang des fous
Que de disputer contre vous.

LA MORT

Vous devriez, dans cette posture,
Recourir à cette nature
A laquelle vous croyez tant
Afin, à ce coup important,
D'en retirer quelque service.

LE MÉDECIN

Ne m'accusez pas de ce vice
D'avoir un si fat sentiment
Et si peu chrestien ; nullement,
Je ne crois pas à la nature ;
Tant seulement (je vous le jure)

Je crois fermement et soutiens,
Avec les plus sages chrestiens,
Qu'un seul Dieu, l'autheur de ton être,
Est ton seul et souverain maistre ;
Que la nature ne fait rien
Que par son ordre et son moyen,
En elle donc je ne me fie,
Mais je vous demande la vie :
Pour quelque temps donnez-la moy.

LA MORT

Pauvre homme, désabuse toy.
Oste cela de ta cervelle :
Quoy ! Qu'un homme qui me querelle,
Que mon ennemi découvert,
Et par qui un traffic ouvert
En toutes choses m'est contraire,
Vivre encor ? — Je n'en veux rien faire :
Non, tu passeras le guichet !

LE MÉDECIN

Si vous le voulez, c'en est fait.
Mais, de grâce, avant que ce faire,
Adoucissant vostre colère,
Ecoutez-moy paisiblement
Et vous verrez asseurément,
Si vous avez la patience,
Que je n'ay rien que l'apparence
Des crimes qu'on veut m'imposer.
Et si vous voulez aviser,
Vous trouverez la chose claire
Qu'avec moy, dans cette affaire,
Vous n'avez pas beaucoup perdu
Et que, le tout bien entendu,
Vous me demeurez redevable.

LA MORT

Vrayement, vous estes admirable !
Comment l'entendés-vous parler ?

LE MÉDECIN

Et bien, puisque vous le voulez,
Je diray donc, pour vous instruire,
Qu'en un temps je vous ay pû nuire,
C'est à dire dans mes vieux ans ;
Quand, dans le nombre des scavans,
J'ay pû rencontrer quelque place.
Alors j'ay, d'une vive audace,
Souvent ravy vostre butin,
Et, comme un courageux matin,
Je vous ay fait lâcher la prise.
Je vous le dis avec franchise :
J'étois aise de faire voir
Que sur vous j'avois du pouvoir,
Et, vous ayant ravy la proye,
J'en faisois un grand feu de joye.
Quand j'estois le victorieux,
Cela me rendoit glorieux ;
J'estois enflé par la science,
Assuré par expérience
Qui me faisoit parer vos coups.
Ainsi je me moquois de vous,
Mais tout cela dans mon vieil âge.
Venons à mon apprentissage
Où vous verrez bien clairement
Qu'en ce faible commencement,
Ignorant dedans ces matières,
Je remplissois les cimetières
De ceux que je faisois mourir,
Quand je les devois secourir.

Comme j'étois dedans l'école,
Il me sembloit que la parole
Me suffiroit pour tout guérir,
Pour disputer, pour discourir
De l'état d'une maladie.
Certes, il faut que je le die,
Je le faisois fort à propos,
Je ne prenois aucun repos,
J'estois toujours dans la dispute,
Je n'apprehendois pas la chute,
Je mettois dans le desarroy
Ceux qui disputoient avec moy,
Car je passois pour un oracle :
Et d'effet, sans aucun obstacle,
Avec grand applaudissement
Et bien avantageusement,
Par mon esprit je fis paroistre
Que j'estois digne d'estre maistre.
Je passay Docteur, et, dès lors,
Je croyois que tous les trésors
De ceste science divine,
(Je veux dire la Médecine),
Estoient enclos dans mon cerveau.
Je garantirois du tombeau
Ceux que j'aurois à ma conduite
Et je vous donnerois la fuite ;
Que je ferois comme les saints,
Des plus malades les plus sains.
Ce qu'on trouvoit plus admirable,
Je croyois tout mal guérissable,
Disant que j'en viendrois à bout,
Et que je chevirois de tout,
Pensant vous faire ainsi la nicque.
Je voulois donc mettre en pratique
Tout ce que je me promettois ;
Mais en grande peine j'estois,

Car ma parole je vous donne
Qu'il ne se rencontroit personne
Qui s'en voulût fier à moy ;
Chacun alloit disant : Hé, quoy,
Cet homme faire apprentissage
Sur toy ? — Tu ne serois pas sage :
Qu'il me montre et me fasse voir
Des effets de son grand sçavoir ;
Pour moy je n'ai pas grand envie
De confier ainsy ma vie
Au médecin jeune et nouveau
Qui me trousscra comme un veau.
Je demeurois là sans rien faire,
Il falloit cependant me taire.
Ma science estoit comme l'or,
Ce si bel et riche thrésor,
Qui, pendant le temps que la terre
Dedans ses entrailles l'enserre,
Ne peut produire sa lueur :
J'estois en semblable malheur
Parce que, sans expérience,
Ma haute et sublime science
Estoit un thrésor ; mais caché,
Or après m'estre bien fasché
Et m'estre plaint de la fortune,
Une occasion opportune
S'offrit fort favorablement
A mon dessein, voicy comment.
Nous avions hors de nostre ville
Un médecin assez habile
Qu'on nommoit Monsieur du Quintal,
Qui servoit dedans l'hospital,
Cet homme-là finit sa vie
Par une forte apoplexie
Qui de ses ans trancha le cours
Sans qu'on y pût donner secours,

Puisque sa playe estoit mortelle.
Comme j'en appris la nouvelle,
Mes amis me firent sçavoir
Qu'ils emploiroient tout leur pouvoir
Pour me faire entrer en sa place ;
Ils le firent de bonne grâce
Parce qu'il leur fut accordé
Tout ce qu'ils avoient demandé.
J'entray dans cette infirmerie
Et, pour contenter la furie
Qui m'animoit contre la mort,
Des sujets je trouvay d'abord
Qui s'offroient du tout favorables
Un grand nombre de misérables
Qui, malades dedans leurs lits,
Poussoient leurs plaintes et leurs cris.
Dans cette triste compagnie,
De soulagement dégarnie,
Je découvris à mesme temps
Grand nombre de fébricitans ;
Je rencontray des frénétiques,
Estropiats, paralitiques,
Quantité de soldats blessez,
Les autres de l'asthme pressez,
Quelques uns par la pleurésie,
Plusieurs atteins d'hydropisie,
Les autres d'une rude toux.
Ces pauvres gens demandent tous
Qu'au nom de Dieu je leur ordonne
Quelque remède qui leur donne
A leur mal quelque allégement.
Je leur promets qu'asseurément
Tous ceux qui sont dedans la troupe,
Mangeront bravement leur soupe,
Sains et gaillards dans peu de temps,
Parce qu'ainsi je le prétens.

Je vay donc voir l'Apothicaire
Et là, je commence de faire
De grands récipés pour mes gens,
Qui furent autant de sergens
Pour les mener à l'autre monde.
Car comme je faisois ma ronde,
Afin d'apprendre quel effet
Des médicaments avoient fait,
Je trouvay d'étrange besongne
Et qui me fit grande vergongne :
De mes malades la plupart
Couroient alors un grand hazard
De partir pour le grand voyage,
Et faire le pélerinage
Que nos premiers parens ont fait.
Les autres estoient en effet
Déjà partis fort à la haste !
Il ne faut pas que je me flatte :
Certes, cela m'affligea fort.
Alors je me plaignois du sort,
J'estois objet de mocquerie,
Car on disoit, par raillerie,
Que je guérissois de tout mal
Les malades de l'hospital.
Je disois, pour couvrir mon crime,
Qu'on ne gardoit pas le régime
Que j'avois prescrit, et, partant,
Le médecin le plus sçavant
N'y pourroit faire davantage.
D'autres fois j'accusois la rage
Et la malignité du mal ;
Disois que, dedans l'hospital,
Le mal étoit épidémique.
Après ce malheur je me pique
Et tache de réussir mieux,
Et j'ay toujours fiché les yeux

Sur les livres afin d'apprendre
Les moyens que je pouvois prendre
Pour mes malades secourir.
Cependant je les vois mourir :
Je vis qu'ils s'en vont à douzaines,
Ou, pour dire mieux, à centaines.
C'estoit alors que tous mes coups
Etoient favorables pour vous,
Parce que vers vous s'alloient rendre
Ceux que vous deviés venir prendre.
Vous receviez, ainsy faisant,
Toûjours de moy quelque présent.
J'appris combien, du dire au faire,
La traitte est grande en cette affaire ;
Ou que, *dal deto al fato*,
Dit l'Italien, *e grand tratto*,
Et qu'allant à perte de veue
On ne manque pas de beveue.
A l'école il m'estoit avis
Qu'avec mon babil et devis
Je guérirois les maladies ;
Mais ce sont de pures folies :
Si le médecin n'est expert
Et n'a la pratique, il se perd ;
Et j'en ay fait l'expérience.
Car avec toute ma science,
Comme tantost je vous ay dit,
J'allois perdant tout mon crédit :
Je m'équivoquois à toute heure,
Car un mal pour l'autre je meure
En mille rencontres j'ay pris :
Je prenois Corbeil pour Paris.
Quand ces fièvres intermittantes
N'avoient pas toutes leurs patentes
Pour se faire voir clairement,
J'estois, avec empressement,

Dans de grandes inquiétudes,
Et parmy ces incertitudes
J'ordonnois *ab hoc* et *ab hac*
Et faisois sortir de mon sac
Ce qui venoit à l'avanture.
Mais le plus souvent, je vous jure
Que mes pauvres fébricitans
Ne s'en trouvoient pas trop contents :
Mes médicamens à la fronde
Les envoyoient à l'autre monde
Pour y changer d'air tout exprès,
Encor qu'ils ne fussent pas prets.
Je me fiois fort aux urines,
Mais dedans ces fièvres malines
Bien souvent-elles me trompoient,
Car parfois elles me sembloient
Belles et cuites à merveille
Et paraissoient toutes pareilles
A celles que font les plus sains,
Et croyois que de mes desseins
J'aurois une fort bonne issue ;
Mais ma créance estoit décheue.
Ainsi je disois hardiment
Et publiois tout hautement,
Pour estendre ma renommée,
Que le mal alloit en fumée,
Que mon malade, en peu de temps,
Luy montreroit fort bien les dents.
Mais cependant que je m'amuse,
Le mal traistre se sert de ruse :
Au temps qui paroist le plus beau,
Il fait transport dans le cerveau
De tout ce qu'il avoit de pire
Et se va mocquant de mon dire.
Il abandonne le plus bas
Pour aller faire son fracas

Dans la région la plus haute,
Et mettre mieux au jour ma faute,
Arrivé qu'il est promptement,
Par un soudain embrasement,
Il allume une frénésie
Laquelle, souvent, est saisie
D'un profond assoupissement
Qui ne le quitte qu'au moment
Que nostre malade s'éveille
Dedans le royaume des morts.
Hélas ! combien de grands ressorts,
Que de secrets, bonté divine !
Qui sont cachez en Médecine
Et qui, devant qu'estre conçus,
Font les cimetières bossus.

LA MORT

Monsieur le médecin, je pense
Que vous croyez avoir licence
De parler éternellement !
Concluez donc et vittement :
Qu'est-ce que vous avez à dire ?
Avec moy l'on ne doit pas rire
Ny par les discours m'amuser.

LE MÉDECIN

Ainsi je n'en veux pas user :
Je sçay bien les obéyssances,
Les respects et les déférences
Que je vous dois très justement.

LA MORT

Monsieur, trêve de compliment,
Achevez en peu de paroles :
Et les Cujas et les Bartholes,

Avec tous leurs puissans discours,
N'ont pas peu prolonger leurs jours.
Tous ont reconnu mon empire.
Enfin, donc, qu'avez-vous à dire ;
Car il faut déloger comme eux.

LE MÉDECIN

Par mes dits, conclure je veux
Que, vous ayant rendu sçavante
Par ma harangue précédente,
De tout ce que j'ay fait pour vous,
Vous abattiez votre courroux
Et me laissiez encore vivre.

LA MORT

Non, il faut que je me délivre
D'un ennemy qui me poursuit.
Et quoy, par vostre grand déduit,
Vous voudriez donc, comme je pense,
En tirer cette conséquence
Que vous m'avez bien obligé ?
A quoy vous n'avez pas songé,
Comme je vous feray connoistre ;
Quand vous faisiez les coups de maître
(J'entends de maistre tout nouveau
En envoyant dans le caveau
Les plus sains sans autre mystère)
Dites moy, le vouliez vous faire ?
Tout cela n'a-t-il pas esté
Par dessus vostre volonté,
Plutost pour me nuire gagée ?
Je ne vous suis donc pas obligée
De ce bien que vous m'avez fait.
Pour vous convaincre, oyez ce fait :
Un homme avait une querelle
Avec un autre, Dieu sçait quelle,

Envenimmée au dernier point,
Et couvoit une grande envie
De luy pouvoir oster la vie.
Pour exécuter son dessein,
Il luy plante un poignard au sein
Et creut, la playe étant mortelle,
Avoir terminé sa querelle!
Le coup ne fut pas si fatal;
Son ennemy n'eut point de mal
De cette blessure, au contraire,
Ce luy fut un coup salutaire :
Le poignard justement passant
Entre deux costes se passant,
Fit sortir, par son ouverture,
Un grand amas de pourriture
Qu'un empième avait laissé
Dans la poictrine du blessé,
Laquelle fut ainsy vuidée !
La playe estant consolidée,
Cet homme, par un heureux sort,
Evita le coup de la mort
Par celuy qui mouroit d'envie
De luy faire perdre la vie :
De la sorte, sans y songer,
Il ne pouvoit mieux l'obliger.
La chose est pourtant évidente,
Comme fait voir leur haine ardente,
Que ces immortels ennemis
Entre eux ne furent pas amis.
Conclusion de là je tire
Que la querelle est toujours pire
Que nous avons entre nous deux.
J'ay reçu du bien, je le veux,
Votre dessein estoit contraire ;
Car du mal vous me voulez faire!
C'est pourquoy, sans avoir égard

A vos discours, tous pleins de fard,
Gaignez-moi vite la colline,
Avecque vostre Médecine !
Je ne veux plus vous écouter...

LE MÉDECIN

Un mot ! Je vous veux protester,
Si vous me faîtes cette grâce
De permettre qu'ici je fasse
Encor séjourner quelque temps
Que rendant vos souhaits contens,
Je ne vous feray plus la guerre.
Car tant que je seray sur terre,
Mes desseins sont tous résolus
De ne me mesler jamais plus
Du mestier de qui la pratique
Vous met en caprice et vous picque,
Ni d'aymer, contre votre effort,
Un art qui vous déplaist si fort.
Et ma parole je vous donne
Que récipés plus je n'ordonne !
Tout ce que faire je prétens,
C'est de prendre dans mes vieux ans.
Le repos, si je le puis faire,
De mes travaux le vray salaire,
Bénit soit Dieu qu'au temps passé,
J'ay beaucoup de bien amassé.
M'en laissez jouyer à mon aise.

LA MORT

D'ennemy réconcilié,
(Bien qu'il paroisse humilié),
Il faut tousjours qu'on se défie
Et ne hazarder pas sa vie.

T'y fier, *nin sei tan matto*
Pour n'estre pas *ignannatto*,
Car, bien souvent, qui trop s'y fie
Voit qu'il commet une folie.
Monsieur, vous m'entendez très bien :
Ce langage est italien,
Mais en bon Français, sans scrupule,
Montez bravement vostre mule,
Allez-vous en au petit pas,
Car je ne vous pardonne pas.

Poitiers. — Imp. G. ROY, 7, rue Victor-Hugo.

www.ingramcontent.com/pod-product-compliance
Ingram Content Group UK Ltd.
Pitfield, Milton Keynes, MK11 3LW, UK
UKHW021035260726
13994UKWH00005B/2171